AF466080

M. De Wailly, Proviseur du Lycée Napoléon

Notice sur Manne

NOTICE

SUR

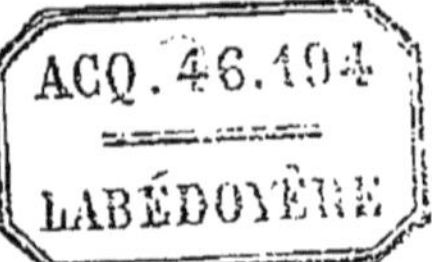

MANNE

Ier Chirurgien en chef du VIme arrondissement
Maritime au port de Toulon,
Membre de la Légion d'Honneur etc.

Lûe à la séance publique de la société de Médecine de Paris, le Ier Novembre 1807.

Par N. Heurteloup, *premier Chirurgien des Armées, l'un des Inspecteurs généraux du service de Santé militaire, Docteur en Médecine, Membre de la Légion d'honneur, et de plusieurs Sociétés savantes.*

A BERLIN 1808,

Chez UMLANG, Libraire, Brüderstrasse No. 40.
et à PARIS, chez LÉOPOLD COLLIN, Libraire, rue Git-le-Coeur No. 4.

On trouve chez le même Libraire à Berlin:

De la nature des fièvres et de la meilleure méthode de les traiter; avec *quelques corollaires du Dr.* GIANNINI, *traduit par Mr.* HEURTELOUP. 2 *vol.* 8. *Paris* 1808. broché 4 Thaler.

A MESSIEURS

Les Chirurgiens, sous-aides Major de la grande armée.

Appelé à diriger momentanément Vos importans travaux, j'ai pensé, Messieurs, que je ne pouvais saisir une meilleure occasion pour faire connaître l'homme, qui, sans bruit et sans prétention, se montra avec distinction dans l'honorable carrière que nous parcourons. L'autorité fut obligée d'aller le chercher, chaque fois qu'elle eut besoin de mettre à profit son zèle et ses hautes connaissances. Imitons le, Messieurs, faisons tous nos efforts pour acquérir des vertus semblables, et comme M a n n e, *ne cherchons point à nous en vanter. C'est le vrai moyen de fixer l'attention de notre* AUGUSTE EMPÉREUR *à qui rien n'échappe. Tâchons qu'il voye toujours en nous des sujets aussi modestes que fidèles, et qui n'ont d'autre desir que de voir leurs talens mieux employés encore, au service de ses invincibles armées.*

Recévés Messieurs, l'assurance de mon estime et de ma tendre affection.

HEURTELOUP.

NOTICE SUR MANNE.

Le sage vit en paix . . . .
approche-t-il du but, quitte-t-il ce séjour,
rien ne trouble sa fin, c'est le soir d'un beau jour.

LA FONTAINE.

Si c'est une obligation pour les sociétés savantes, d'honorer la mémoire de ceux de leurs membres qui ont quitté la vie au milieu d'elles, après s'être illustrés d'une manière éclatante, elles doivent encore payer ce tribut de reconnaissance aux hommes modestes, qui, éloignés des grands foyers de lumières, et revêtus de la confiance du gouvernement, occupèrent avec dignité les premiers emplois de leur profession, surent par la sagesse de leur conduite, par l'exercice constant de toutes les vertus, commander l'estime de leurs concitoyens, justifier ainsi le choix des compagnies qui se les associèrent, et dont ils partagèrent les travaux.

La *société* m'a chargé de lui peindre un de ces hommes estimables que j'ai été a portée de connaître. Je ne dois mettre sous ses yeux que de simples vérités, la moindre exagération serait un contraste injurieux à la mémoire de *Mathieu Laurent Michel Manne*, 1er chirurgien en chef du 6me arrondissement maritime au Port de Toulon, ancien professeur-Démonstrateur Royal du collège de chirurgie de la même ville, Correspondant de l'ancienne Académie Royale de chirurgie, associé national de la société de médecine de Paris, membre de la Légion d'honneur etc. Il nâquit à Gap, Département des hautes Alpes, le 23 Mars 1734. Ses parens, le voyant d'une constitution faible et délicate, craignant qu'il ne put suivre aucune carrière pénible et laborieuse, s'imaginèrent que l'état ecclésiastique, était le seul qui pourrait lui convenir, c'est ce qui détermina le choix de ses premières études. Le jeune *Manne* devenu maître ès arts, apprit alors quelle était la profession qu'on lui reservait. Il descendit dans son coeur, et n'y trouva point des dispositions pour le genre d'abnégation que le sacerdoce exige, heureusement que ses bons parens n'insistèrent pas, ce qui valut à la chirurgie un prosélyte, qui depuis ne cessa de prouver, combien il était digne d'en pénétrer les mystères. Il ne fut plus question que de seconder sa vocation très prononcée. *M'anne* commença ses études chirurgicales à Gap, son père étant mort, on l'envoya à Toulon sous les auspices d'un chirurgien de marine, digne Elève des plus grands maîtres de la capitale, et bien capable d'aider dans l'esprit du jeune homme qui lui était confié, le développement des germes précieux que la nature y avoit déposés. (*a*)

Ce fut sans doute un bonheur pour *Manne*, de rencontrer en commençant la carrière, un de ces hommes rares qui possèdent toutes les qualités du coeur et de l'esprit, tout le talent nécessaire pour transmettre aux autres ce qu'ils ont appris. Bientôt l'Elève devint l'Emule de son maître, qui, devenu son ami, ne crut pouvoir mieux faire pour recompenser de grandes qualités, que de lui donner sa nièce pour épouse. Je l'ai connu sur la fin de sa carrière, ce professeur habile, ses formes extérieures, ses savans entretiens, annonçaient ce qu'il avait dû être, et je l'admirais comme on admire encore de

(*a*) Il s'agit ici de *Hutre*, chirurgien démonstrateur de l'amphithéâtre de la marine à Toulon.

belles ruines, restes d'un monument que la main du temps a dégradé. Salut à ta cendre homme vénérable! Je passe devant elle, pour aller jetter quelques fleurs sur celle de ton meilleur Elève!

Aux leçons, aux conseils de son maître, *Manne* joignit la fréquentation assidue des hôpitaux. Il savait déjà que celui qui consacre sa vie entière à combattre les maladies, doit s'imposer la loi de vivre au milieu d'elles. C'est dans les hopitaux qu'il peut mieux en étudier la marche, en saisir le caractère; c'est là qu'il peut, en suivant journellement les hommes expérimentés qui l'ont devancé, acquérir ce tact heureux, ce *criterium* si nécessaires pour calculer le danger et distinguer le remède propre à le faire cesser.

Jeunes élèves qui vous destinés à panser aux armées, les blessures des braves, c'est aussi dans les hopitaux, que vous apprendrés à préparer des appareils avec méthode et propreté; à manier les instrumens avec adresse; à soulever avec délicatesse et sans augmenter les angoisses, un membre que la douleur opprime; à lever un appareil, à le remplacer par un autre, avec cette promptitude, cette légèreté si nécessaires à la guérison. Vous y apprendrés que pour être de bonne heure utiles dans les fonctions sacrées auxquelles vous vous destinés, il faut pendant long-temps, se contenter d'allier à l'étude théorique et immédiate de la science, la pratique et l'observation; que ce genre d'application exige impérieusement à cette première époque, l'emploi de tous les instans; qu'alors, vouloir se livrer encore à l'étude approfondie d'autres sciences abstraites et difficiles, plutôt que de préluder avec elles jusqu'au moment où l'on pourra s'y appliquer sérieusement, c'est vouloir ressembler à ces insectes brillans, mais légers, qui, avides de caresser chaque fleur, n'en oubliant aucune, ne savent pas se garantir de la lumière fallacieuse qui va les détruire; que vouloir tout apprendre à la fois, c'est le moyen de ne rien retenir; qu'il faut enfin, commencer par être quelque chose pour être mieux encore, et qu'avec des phrases et du jargon seulement, on ne guérit pas, ou ne guérira jamais.

Dès ses premiers pas dans la carrière, *Manne* sentit ces grandes vérités; elles lui parurent d'autant plus frappantes, qu'éloigné des prestiges séduisans qu'offre la capitale à l'imagination de la jeunesse toujours prête à s'exalter, il ne fut point distrait de ce qui devoit exclusivement occuper toutes ses pensées. Aussi, fit-il des progrés rapides, et bientôt il fut inscrit sur les contrôles de la marine. En 1759, il devint ce qu'on appèle chirurgien entretenu. Ce ne fut qu'en 1767 qu'il eut le grade de Chirurgien Major; on y ajouta le titre de Vice-Démonstrateur.

L'homme instruit est timide, il ne sollicite point la recompense qui lui est dûe, et que lui seul croit n'avoir point encore méritée.

Modestie! vertu aimable! compagne inséparable du vrai talent dont tu fais le plus bel ornement, c'est lorsque tu imprimes sur le front de l'adolescent, cette douce rougeur qui annonce ta présence, que tu brilles du plus bel éclat. Si par hazard il connaît sa force; loin d'en tirer vanité, il ne pense qu'à l'augmenter; il n'est pas humilié, ni découragé, en voyant que souvent la médiocrité passe avant lui. C'est à sa vertueuse insouciance qu'il doit d'être oublié, mais bientôt l'intérêt du gouvernement saura le distinguer; en le couronnant, il se dédommagera lui même d'avoir été quelquefois forcé de céder aux importunités de l'intrigue appuyée de la faveur des Grands, aux murmures présomptueux de ces hommes avides, qui toujours mécontens, ne faisant rien pour l'etat qui les salarie, passent leur vie à solliciter des grâces qu'ils ne méritèrent jamais. Pour acquérir des grades dans la carrière qu'il eut à parcourir, *Manne* ne tint point d'autre conduite que celle d'un homme d'honneur, qui, fort de sa conscience attend tranquillement qu'on l'ait remarqué.

Il y avait à Toulon un Collège Royal de Chirurgie, *Manne* y fut nommé en 1773, Professeur-Démonstrateur.

En 1776 il devint Chirurgien-Démonstrateur de la marine au Port de Toulon. Son maître qu'il remplaçait, ne dut éprouver aucun de ces sentimens pénibles dont on ne peut pas toujours se défendre à la vue d'un successeur. S'il est un terme où l'homme sent le besoin du repos, même lorsqu'il a consacré sa vie au bonheur des autres, si ses forces lui échappant, il sent que le temps commande ce repos avant-coureur de celui qui va être éternel, au moins en regrettant de ne pouvoir faire davantage, est-ce pour lui une consolation de céder la place à celui qu'il croit capable de continuer son ouvrage.

La guerre venoit d'éclater, il s'agissait pour la France d'aller au-delà des mers, secourir un peuple opprimé par ses frères de la Métropole, et l'aider à secouer le joug de la tyrannie, à conquérir son indépendance. *D'Estaing* (digne alors du nom qu'il portait), fut l'un des Capitaines qui, en 1779 conduisirent nos phalanges guerrières au secours des Américains. Vice Amiral, commandant une flotte de douze vaisseaux qui allait partir de Toulon pour l'Amérique septentrionale et les Antilles, il voulut avoir *Manne* pour Chirurgien en chef de l'expédition. Quoique d'une santé délicate et déjà chancelante, pouvant alléguer de justes motifs qui le dispensaient du service de mer, *Manne* ne sut qu'obéir, le zèle fit plus que la force. On se rappèle les succès de cette brillante campagne. Plusieurs faits d'armes mémorables, furent autant d'occasions où l'on put apprécier l'habileté du Chirurgien en Chef.

S'il pouvoit exister des doutes sur l'utilité et l'importance de la chirurgie, ce serait particulièrement aux armées qu'il faudrait aller en recueillir les preuves éclatantes. C'est sur les champs de bataille, c'est dans les hopitaux que l'on sent mieux le prix de cet art salutaire, c'est là que ses ministres affrontent tous les dangers pour porter secours au malheur. On combat, la mort plane sur toutes les têtes; le chirurgien militaire en bute à ses traits, conserve le calme de l'âme, la sûreté de la main pour étancher le sang du brave dont il est le fidèle compagnon et le consolateur. Non moins intrépide, c'est souvent à l'instant où il lui conserve la vie, qu'il reçoit le coup fatal, et la perd lui-même. Après avoir couru de si grands dangers au milieu du carnage, il en est d'autres qui l'attendent dans les hopitaux. Souvent formés à la hâte, presque toujours encombrés, ces aziles deviennent des foyers de contagion. La mort y moissonne amplement la vie, ses coups y sont d'autant plus surs que souvent ils sont inévitables, et le chirurgien est un de ceux qui s'y trouvent le plus exposés, de sorte qu'il est constamment sur la brêche, lors même que les autres militaires ne combattant plus, se reposent sur leurs lauriers. Et dans un vaisseau, dans cet espace étroit et resserré, où l'homme glissant sur les abymes, s'est condamné à une vie pénible, à une gêne continuelle pour faire place aux nombreux instrumens de destruction qui l'entourent, la chirurgie qui ne sait point calculer les sacrifices, la bienfaisante chirurgie est encore là pour multiplier ses secours; l'homme généreux qui en est le dispensateur, n'a d'autre azile, que quelques réduits, où il n'a pas même la possibilité de se tenir debout. Si le roulis du vaisseau, les mouvemens rapides de la manoeuvre, les cris du commandement confondus avec ceux des blessés et des mourans; si le bruit affreux des tonnèrres qui grondent de toutes parts, des éclats du vaisseau qui en est brisé, n'offrent à l'esprit du chirurgien que des idées effrayantes et sinistres; si, à l'aspect de tous les dangers que la nature et l'art ont rassemblés autour de lui, il ne voit enfin que la foudre sur sa tête et l'immense profondeur des mers sous ses pieds, son devoir veut qu'il reste calme pour mieux administrer les secours de son art, dut-il ne trouver pour recompense d'un si beau dévouement, que la mort, être englouti. Ah! si le Citadin, si l'habitant des campagnes, qui, grâces aux succès brillans de nos armées, jouissent paisiblement des douceurs d'une vie aisée et tranquille, savaient combien la chirurgie partage les dangers et les succès de nos intrépides militaires, ils ne l'oublieraient pas dans les témoignages de leur reconnaissance, ils en sentiroient mieux le prix, et lui accorderaient enfin, une considération égale à son importance.

Dans un de ces combats glorieux livrés

par le comte d'Estaing, *Manne* venant de panser des blessés au fond du vaisseau, montant sur le tillac pour en secourir d'autres, tomba dans la cale, et se fractura plusieurs côtes; accident d'autant plus grave, que sa poitrine fort délicate, le rendait valétudinaire.

Après la prise de la Grenade, il dirigea le service des hôpitaux établis à terre pour l'armée navale. Et comme il était persuadé qu'un Chirurgien en Chef ne doit pas se contenter d'une simple surveillance, qu'il est encore obligé de prendre une part active et immédiate à l'exécution des bienfaits qu'il ordonne; on le vit en cette circonstance comme dans toutes les autres, donner lui même ses soins aux malades. C'est en faisant une opération chirurgicale, que *Manne* s'inocula une funeste maladie, qui exigea toutes les ressources de son talent pour la détruire. Ce n'est pas un des moindres dangers qui accompagnent l'exercice de notre art, que celui de contracter ainsi une maladie en l'attaquant chès un autre.

De retour en France, *Manne* se trouva rendu à ses amis, aux occupations paisibles du cabinet. Son Général essaya encore de l'en arracher. Le comte d'Estaing venait d'être accueilli à la cour avec les distinctions brillantes qu'il méritait. Il avait déjà donné au Chirurgien en Chef de l'armée qu'il venait de commander, des témoignages particuliers de sa reconnaissance; faisant un digne usage de la faveur, il lui fit accorder une pension, et voulut encore l'attirer à la cour. Mais *Manne* savait qu'à la cour, ce n'est pas toujours le talent modeste qui prospère, qu'il y faut des qualités qu'il n'avait pas et qu'il ne pouvait avoir. Il y voyait l'agitation, le tourment continuel de l'ambitieux, courant après ce qu'on appèle les honneurs, après les emplois; la triste inquiétude de ceux qui en étant revêtus, cherchent à parer les coups que l'intrigue, et souvent l'ingratitude leur porte, pour les renverser et s'emparer de leurs dépouilles. Ce pays des tempêtes où le sage doit s'écrier souvent avec le poëte

...... Incedo per ignes
suppositos cineri doloso.
(*Horat. od. Lib. II. od I.*)

ne pouvait convenir à celui qui ne pensa jamais qu'à perfectionner ses connaissances afin de remplir plus utilement les fonctions de son état, qui ne savait trouver de plaisir vrai que dans l'intérieur d'un bon ménage, et dans les jouissances tranquilles et inappréciables, que l'étude des sciences doit procurer. *Manne* ne quitta point Toulon.

En 1786, il fut nommé aide du Chirurgien Major au Département de la Marine et Port de Toulon.

Alors existait avec le titre d'Inspecteur général des hopitaux de la marine et des colonies, un de ces hommes qui semblent jettés dans le monde pour donner aux choses qu'ils dirigent, une face nouvelle et plus intéressante. Poissonnier, vous l'avès tous connu, Messieurs, ce digne confrère que la mort frappa d'une manière si inattendue, Poissonnier, estimable sous le rapport des sciences et du talent, l'était encore par tout ce qui rend recommandable l'homme de société. L'air de la cour lui était familier, l'habitude de vivre avec les grands, le mettait à l'aise avec eux; il savait parfaitement la manière de les aborder, d'en obtenir ce qu'on est convenu d'appeler des grâces, lors même qu'il s'agit du bonheur public. Ses plans approuvés par le ministre, changèrent utilement l'instruction médicale dans les hopitaux de la marine. Poissonnier avait le coup d'oeil trop juste pour ne s'être pas apperçu qu'en matière de science, bien que les principes soyent invariables, leur enseignement exige pourtant des modifications relatives à certaines circonstances ou quelquefois se trouvent les maîtres et les éleves. C'est sous ce rapport, que lui même avait publié en 1783, un *Abrégé d'Anatomie* à l'usage des éleves des hopitaux de la marine. Ce fut pour coopérer en grande partie à des vues si sages que *Manne* composa son *Traité élémentaire des maladies des os.* La reconnaissance lui fit un devoir d'en faire hommage au chef à qui le service de santé de la marine avait de si grandes obligations.

Au milieu des terribles orages de la révolution, *Manne* devint chirurgien en chef d'un service que depuis long temps il honorait par sa conduite et ses talens. Il étoit resté à Toulon lorsque cette place fut livrée aux ennemis de la France. Etranger à tous les partis, il n'avoit point quitté son poste, persuadé qu'en servant l'humanité sous quelques couleurs qu'on la voye, c'est remplir les intentions de la providence, et que l'abandonner lorsqu'elle est malheureuse, lorsque dans ses souffrances elle réclâme nos secours, est une lâcheté criminelle qu'aucune considération ne saurait excuser.

Mais bientôt l'ennemi obligé de fuir devant la valeur française, abandonna sa proie. Grâces aux savantes dispositions d'attaque qui annonçaient déjà le SAUVEUR DE LA FRANCE, le GRAND NAPOLÉON, le port de Toulon, l'un des arsenaux où se forge incessamment la foudre destinée à frapper nos éternels rivaux, était échappé à leur rage incendiaire. Craignant la fureur irréfléchie des nouvelles autorités, presque tous les habitans avaient fui; ceux qui moins timides, étaient restés, comptaient sur la pureté de leur conscience, sur la justice des hommes. Insensés! quelle était leur erreur! Dans le tumulte des premiers instans, un de ces mandataires qui revêtus momentanement d'un pouvoir sans bornes, semblaient ne vouloir s'en servir que pour verser du sang, reconnaît *Manne*, il l'accable d'injures, le menace, et reçoit de lui cette reponse: „Dévoué dans tous les „temps au secours de l'humanité, je ne l'ai „point abandonnée lorsqu'elle avait besoin de „moi, si c'est un crime, ordonne, je monte „à l'Echaffaud."

Cependant un ordre est publié, il faut se rassembler dans un lieu désigné. Les funestes exécutions de Lyon, d'Arras, de Nantes, étaient connues, chacnn tremblait pour ce qu'il avait de plus cher, pour soi même. Quoique certain du sort qui l'y attend, *Manne* s'achemine comme tous les autres vers le lieu fatal. Pour l'homme honnête, et qui aime sincèrement son pays, la vie était alors un fardeau pénible, la mort quelquefois un bienfait, peut-être notre infortuné collégue la desiroit-il, lorsque l'ascendant du talent et de la vertu, l'arracha du nombre des victimes. Le massacre eut lieu, mais *Manne* fut sauvé.

Echappé à ce danger, il n'en eut point d'autre à craindre, sans doute par l'attachement de quelques uns de ses anciens éleves, qui dans ce malheureux pays ne faisaient usage de leur influence que pour en diminuer les maux. Resté debout au milieu des décombres, il vivait en simple particulier, bientôt une occasion importante le tira de cette obscurité qui était un outrage à ses talens, à son humanité.

La hache révolutionnaire n'avait osé attaquer un certain nombre d'ouvriers de l'arsénal qui inspiraient le plus grand intérêt, et que la politique aurait du conserver. En attendant que des ordres fussent venus pour prononcer sur leur sort, on les avait entassés dans les casemates du fort la Malgue. Cette terrible contagion connue sous le nom de *fièvre des prisons*, s'empara d'eux. Ses progrès étaient d'autant plus rapides, qu'elle attaquait des hommes certains d'être voués

au

au dernier supplice, qui n'ignoraient pas que la pitié n'existait plus ou n'osait se montrer. Accablés par le desespoir, ils ne voyaient autour d'eux que les ravages de la mort, s'ils regardaient dans un prochain avenir, que voyaient-ils encore? la mort. Pour empêcher les progrès d'un fléau facile à se propager, les prisonniers qui en étaient infectés furent soignés dans un hopital établi exprès hors de la ville, le sensible *Manne* en fut le médecin, ses soins consolateurs relevaient les courages abattus, éloignaient le dedain de la vie à mesure qu'il la faisait renaître. L'art dirigé par un ministre habile, allait sauver les restes précieux de l'Arsenal de Toulon, lorsque par un ordre aussi inepte que barbare, l'Echaffaud lui arracha la victoire. (*a*)

La providence enfin, jetta sur la France un regard de pitié, elle lui donna le 9. Thermidor. Chacun de nous sentit ouvrir

(*a*) Chargé alors d'une mission importante près les armées du midi, il entrait dans mes instructions, de visiter sous la rapport de la salubrité, les prisons et autres lieux de détention ou il pouvait se trouver des militaires. Je démontrai le danger de ce foyer de contagion, existant au fort Val Malgue. Ce fut sur ma proposition, qu'on établit promptement un hopital au couvent de la *Valette* pour y soigner les prisonniers malades, et que *Manne* devint leur médecin.

son coeur à l'espérance, les idées libérales n'osaient encore se manifester, mais cet esprit d'ordre qu'exige l'administration des peuples, renaissait; chaque partie du gouvernement commença sa régénération. Le service de santé militaire de terre et de mer se ressentit de ce bienfait de circonstances aussi heureuses. *Manne* pouvait reprendre sa place de chirurgien en chef à Toulon, elle lui fut offerte, les motifs qu'il donna pour préférer le titre de médecin de la marine, étaient ceux d'un sage, il fallut les respecter. Cependant, la raison reprit son Empire, sous les auspices du GRAND HOMME, la Justice, long temps voilée, se montra telle qu'elle doit être, égale pour tous. *Manne* bannit ses craintes, triompha de sa repugnance, et le 1er Vendémaire an IX, il redevint chirurgien en chef du 6me arrondissement maritime au port de Toulon. Lorsque notre Auguste Monarque institua cet ordre destiné à couronner l'honneur partout où il se montre, *Manne* reçut la récompense qu'il avait si justement méritée, et prit rang parmi les premiers Légionnaires.

Si celui dont nous déplorons aujourd'hui la perte, eut été porté par sa destinée sur le théatre de la capitale, sans doute que comme les grands maîtres qui s'y sont illustrés, il se serait montré d'une manière aussi distinguée, les ouvrages qu'il nous a laissés en fournissent la preuve.

En 1782 l'Académie Royale de chirurgie lui décerna un prix d'émulation, et le nomma son correspondant. C'était un témoignage de satisfaction pour un mémoire qu'il lui avait adressé, lequel traitait de la *Cure radicale de l'hydrocèle.* L'opinion de l'Académie est un titre en faveur de ce mémoire qu'il m'est impossible de faire connaître autrement, parcequ'il n'a pas été publié.

Un autre ouvrage bien plus important, est celui que j'ai annoncé plus haut.

L'un des plus grands médecins que l'Allemagne ait produit, Frédéric Hoffmann, ne commença son grand ouvrage (*a*) qu'à l'âge de 60 ans. Il en mit vingt à le composer, retouchant et corrigeant sans cesse, ce qui pourtant, était le fruit d'une longue expérience; tant il est vrai que dans l'art difficile de guérir les maladies, le sage qui en fait l'objet chéri de ses études, trouve toujours, même en s'étayant des meilleurs

(*a*) *Medicina rationalis systematica, sive philosophia corporis humani vivi, sani et morbosi.*

appuis, matière nouvelle à ses méditations! Dans cette conduite d'un grand médecin, on est loin de rencontrer cette audacieuse témérité qui de nos jours inonde la république médicale d'écrits indigestes, fruits prématurés, qui meurent, et tombent de leur tige aussitôt qu'ils sont nés, dont le plus grand nombre est déjà condamné au plus profond oubli, tandis qu'un jour peut-être, le génie repentant désavouera le reste.

Manne avait 55 ans lorsqu'il crut pouvoir se hazarder à publier son *Traité élémentaire des maladies des os.* La méfiance de soi-même est le cachet du vrai mérite. Avant de faire imprimer son ouvrage, l'auteur desira connaître le jugement de l'Académie Royale de Chirurgie sur sa manière de considérer la formation du cal, les extensions et les contr' extensions pour la réduction des fractures et des luxations. Ce fut la matière de deux mémoires qu'il adressa à cette illustre compagnie, dont il eut le suffrage.

Dans ce traité, il a sû réduire en style clair et précis tout ce qui avait été dit avant lui sur l'une des plus intéressantes parties de la pathologie chirurgicale. L'ouvrage de notre Jean Louis Petit, les mémoires de l'Académie, ses propres observations, *Manne* sut mettre tout à profit dans un livre qu'il destinait à des éleves, et que les maîtres aiment à consulter. Il s'est surtout occupé des fractures du fémur, de leur réduction, et des moyens de les maintenir; objet de la plus grande importance, sur lequel, les meilleurs praticiens méditent encore tous les jours. La difficulté de retenir en place les parties brisées, fait que souvent ces fractures laissent après elles des difformités que l'on est toujours tenté de reprocher à l'incapacité du chirurgien, lorsque pour l'ordinaire, elles sont l'effet de l'impatience, de l'indocilité du malade.

Ce n'est point ici le lieu d'examiner s'il est plus utile, pour obtenir la parfaite consolidation des fractures de la cuisse, d'employer une extension permanente et forcée, c'est-à-dire de s'opposer continuellement à la résistance des muscles, d'autant plus difficile à vaincre, qu'ils sont nombreux, puissans et composés, ou s'il faut laisser la partie dans un état de relâchement plus ou moins considérable. Laissons à l'expérience, le soin de resoudre cette question, je dirai seulement que *Manne* a imaginé une machine fort simple, propre à faire la réduction et l'extension permanente dans les fractures du femur, et qu'il s'en est servi avec le plus grand succès. Depuis la publication de son ouvrage, il a fait à ce Glossocome des changemens qui classent son procédé parmi les meilleurs que nous ayions. Il faut consulter l'auteur lui même pour bien apprécier ses idées sur la formation du cal; sur les procédés qu'il propose pour la section partielle des os longs, cariés dans leurs articulations; sur la manière de remplacer son Glossocome dans le transport des blessés d'un lieu à un autre etc. tous, objets importans, traités avec la sagacité d'un praticien consommé. Je ne ferai point ici une analyse complète de cet ouvrage, l'excellente notice qu'en a donnée l'un de nos laborieux confrères, et que l'on trouve dans le *Recueil périodique de la société*, m'en dispense, je ne pourrais mieux faire (*a*). Mais ce que je ne puis passer sous silence, c'est l'hommage que la ville de Toulon rendit à l'auteur. Dès que son *Traité* fut publié, le corps municipal arrêta qu'une députation prise dans son sein, se rendrait chès *Manne*, pour lui en demander au nom de la commune, un exemplaire, lequel déposé dans ses archives,

(*a*) V. Tome I, p. 283. M. le Docteur *Léveillé* est l'auteur de cette notice.

attesterait sa reconnaissance, et la satisfaction qu'elle votait à l'auteur. Élle consigna dans ses registres cette marque honorable de l'estime publique. La sensibilité de *Manne* dut en être plus touchée encore, qu'elle ne le fut depuis, lorsqu'il apprit que son livre était traduit chés l'étranger.

Dans nos assemblées, vous vous en souvenés, Messieurs, il fut question des fractures des os longs par la seule contraction des muscles, *Manne* vous adressa alors une lettre, pour vous rappeler que dans son ouvrage, il en avait cité un exemple frappant (*a*).

On a du trouver parmi ses manuscrits, des matériaux sur les maladies du *Scrotum*. J'ignore en quelles mains ils sont tombés.

Malgré les retours fréquens d'une hémoptysie presque habituelle, notre confrère fournissait une assès longue carrière; mais la santé la plus robuste n'aurait pu traverser impunément ces temps désastreux qu'il nous a fallu parcourir; celle de *Manne*, faible et délicate, dut en éprouver davantage les atteintes au milieu des dangereux événemens dont il avait failli être victime. Bientôt d'autres chagrins vinrent ajouter à ses

(*a*) V. *Récueil périod. de la société de méd. de Paris.* Tome XXIII. p. 265.

maux; deux pertes successives mirent à de dures épreuves son coeur naturellement sensible. La mort de son épouse chérie, triste terminaison d'une longue maladie, vint abréger le peu de temps qui lui restait encore à vivre. Il avait fallu qu'il supportât tous les soucis que lui causait l'existence pénible et douloureuse de son amie. *Manne* sur le bord de sa tombe, sentant mieux qu'un autre, que chaque jour il pouvait y descendre, avait le rare courage de s'oublier lui même, pour s'occuper entièrement des soins qu'exigeait le déplorable état de son épouse, et qu'elle ne voulait recevoir que de lui. Jour et nuit, en la voyant lentement mourir, il les lui prodiguait, et lorsqu'on lui observait, que ces fatigues excessives altéraient le peu de santé qui lui restait, il repondait: „Ces „soins font la consolation de mon amie, je „ne l'en priverai pas."

Il se trouva donc isolé, rien ne l'attachait plus au monde, resté sur la terre, seul avec ses chagrins et ses maux, une nouvelle maladie vint y mettre le comble, et le reste de sa vie fut une méditation sur la mort, sur sa propre destruction dont il mesurait les progrès. Telle est la triste condition de celui qui connaît les secrets de notre art, qu'à ses derniers momens; il n'a pas même l'espérance que tout autre conserve; il a calculé son mal, il sait que rien ne peut l'y soustraire, et compte toutes les minutes de son agonie jusqu'à la dernière. C'est ainsi que *Manne* dut cesser de vivre le 19 Mars 1806.

Le tableau que je viens, Messieurs, de vous tracer, vous a déjà fait connaître l'homme que nous regrettons. J'ajouterai, que cette estime et cette confiance générale dont *Manne* reçut des temoignages publics si flatteurs, il les obtint pareillement de ses confrères. Les autres chirurgiens de la marine avaient pour lui une si grande vénération, que ses décisions en matière de science, étaient pour eux autant d'oracles.

La douceur et la modestie qui formaient essentiellement le caractère de notre collégue, ne l'empêchaient pas d'être ferme dans la consultation. Lorsqu'il faisait connaître son opinion, ce n'était qu'après l'avoir bien mûrie, en avoir bien pesé les conséquences. Mais s'il la soutenait avec l'intime persuasion de la vérité, c'était toujours en ménageant l'amour propre de ses confrères: Il ne tranchait pas, il persuadait, aussi, le plus souvent arrivait-il que leur opinion se fondait dans la sienne.

Il avait de notre art la haute idée qu'en auront toujours ceux qui sauront aussi bien que lui, l'étudier et l'approfondir. Pénétré de son importance et de son utilité, il n'ignorait pas, que comme tout ce qui tient à l'esprit humain, l'art de guérir à ses bornes. Lorsque la médecine ne peut plus être utile au malade, si elle insiste, elle devient importune. Il le savait, aussi, lorsque dans ses derniers momens, on le pressait de prendre quelques médicaments, il repondait dans la conscience de ses maux: „de grâce, ne „troublés pas ma tranquillité, je mourrai bien „sans cela".

Manne secourait l'infortune, mais c'était avec cette délicatesse qu'on ne rencontre pas toujours, et qui fait de la bienfaisance une vertu celeste. On ignore à Toulon, qu'un malheureux, mutilé par l'effet d'une cruelle maladie, ne pouvant travailler pour se procurer l'entretien d'une vie que notre habile et généreux confrère lui avait conservée, en reçut régulièrement jusqu'à la mort, des secours suffisans pour exister. O vous, qui, rentrés dans Toulon après sa régéneration, jouissés paisiblement aujourd'hui, des douceurs de la vie, vous ignoriés en l'an VI et en l'an VII, vous ignorés encore quel était l'ange tutélaire qui veillait sur vous. Atteints par la misère, une main invisible vous portait des secours, lorsque transfuges, attendant la justice du GRAND HOMME, vous vous teniés cachés dans les montagnes de la ci devant Provence. Apprenés que c'était la main généreuse de *Manne*, qui, industrieuse à repandre ses bienfaits, faisait son bonheur et le vôtre en s'étendant jusqu'à vous. Il est mort emportant ce trait sublime dans sa tombe, mais le dispensateur de ses bienfaits m'a tout revélé, il a crû que ce n'était point trahir le secret de l'amitié, et qu'il était temps de dévoiler des vertus qui honorent l'humanité, et la mémoire de celui qui savait si bien les pratiquer.

Imprimé à BERLIN, chez C. A. PLATEN,
Leipzigerstrasse No. 37.

www.ingramcontent.com/pod-product-compliance
Ingram Content Group UK Ltd.
Pitfield, Milton Keynes, MK11 3LW, UK
UKHW020223200726
13856UKWH00004B/1585

9 782011 781048